AF402955

Ajo – Medicina antienvejecimiento fácil de conseguir en los supermercados

Redescubre uno de los alimentos más poderosos que ha existido desde la era de los faraones

Marcus D. Adams

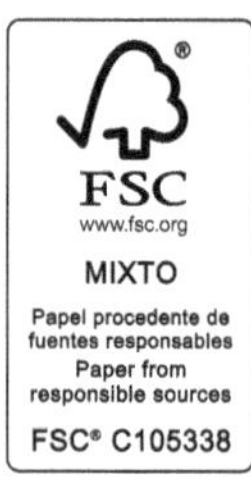

© Marcus D. Adams, 2020 – 2nd Edition

Impreso y editado por Books on Demand GmbH
info@bod.com.es - www.bod.com.es
Impreso en Alemania – Printed in Germany

ISBN: 978-8-4132-6767-8

Información General

El trabajo, incluyendo todo este contenido ha sido preparado con el mayor cuidado. Sin embargo, los errores en la impresión o en la información no se pueden descartar por completo. El autor y quien publica esta obra no asumen responsabilidad por la manera en que la información sea impresa, o qué tan adecuada sea. No puede haber reclamos legales de ningún tipo por información incorrecta o por las consecuencias que resulten de esta información. Los operadores de los sitios web son exclusivamente responsables por el contenido de los libros que publican.

Inhaltsverzeichnis

CAPÍTULO UNO: Introducción

A los cuarenta años, nuestros cuerpos comienzan a envejecer a un ritmo más acelerado. Los estudios demuestran que, sin los nutrientes y ejercicio apropiados, nuestros cuerpos envejecen unos 6 meses adicionales por cada año que pasa. Por ejemplo, digamos que tienes 40 años. Al llegar a los 50 años, te verás y sentirás como si tuvieses 55. Al llegar a los 60, te verás y sentirás como de 70. No sé qué piensas al respecto, pero envejecer a ese ritmo me parece muy alarmante.

¿Alguna vez notaste que las personas que están más activas físicamente parecen envejecer más lento que aquellos que son más sedentarios? En mi mente, puedo visualizar a una mujer de 63 años cuidando el jardín mientras su esposo de 65 años está cortando leña en un sitio cercano. Ambos parecen como si tuvieran 50 años. Hmm... puede que esa escena parezca como de una película de la década de 1940 pero deja muy en claro a lo que me refiero. Esa pareja se mantuvo activa al realizar actividades que requieren de esfuerzo físico y no cabe duda de que ambos se hayan sentido más jóvenes debido a ello. Steve Holman dice que el 90% de las personas que están por encima de los 35 años pierden suficiente músculo cada año como para perder 4 libras de grasa corporal. El proceso de envejecimiento nos empieza a alcanzar desde ese punto. Los músculos le dan forma y fuerza a nuestros cuerpos. Como es de saber, cuando pierdes masa muscular, ésta es sustituida eventualmente por grasa corporal, incluso si consumes la misma cantidad de calorías. No nos sentimos o vemos tan bien como antes. Luego, nos deprimimos porque no nos vemos ni sentimos bien. Nos damos por vencidos en tratar de recuperar nuestra juventud y todo empieza a ir cuesta abajo a partir de ese momento. Vaya, qué deprimente, ¿no?

A medida que envejeces, varios procesos en tu piel cambian su apariencia, actividad y estructura. La piel que envejece reduce su actividad celular, produce menos colágeno, la epidermis es reemplazada más lentamente y, por consiguiente, hay una acumulación de daño debido a los radicales libres generados por la exposición a los rayos UV. Todos estos cambios contribuyen al proceso de envejecimiento y te dejan con claros indicadores de envejecimiento como arrugas y puntos negros. Estos síntomas surgen porque la piel pierde humectación y elasticidad debido al efecto de la vejez.

Causas del envejecimiento prematuro de la piel

Lo que la mayoría de la gente no sabe es que el proceso de envejecimiento puede ser ralentizarse si se tienen hábitos saludables. De este modo, no tendrás que empezar a utilizar productos antienvejecimiento hasta una edad más avanzada. Cuando cuidas de tu piel, previenes el envejecimiento prematuro que es resultado de factores como;

- Estrés psicológico

- Dietas poco saludables

- Nicotina

- Consumo excesivo de alcohol

- Radiación UV

Todos estos factores te colocan en riesgo de generar radicales libres que conllevan al envejecimiento prematuro de la piel. Algunos cambios en tu estilo de vida pueden ser todo lo que necesitas si deseas mantener una apariencia más joven antes de que llegue la hora de tener que utilizar crema para las arrugas. Para impedir el daño generado por la luz solar, puedes usar crema de día y protector solar.

¡No temas! Esto no tiene por qué ocurrir.

Este aceleramiento es reversible debido a que hay maneras específicas comer y ejercitarse que ralentizan el rápido proceso de envejecimiento a tal punto de que envejezcas menos de un año por cada año. ¿Esto quiere decir que podemos vernos incluso más jóvenes en unos pocos años que ahora? ¿No te parece ese un ritmo de envejecimiento más adecuado?

CAPÍTULO DOS: La historia del ajo – Por qué funciona

El ajo ha sido utilizado por siglos. Ya sea en Mesopotamia, en el Antiguo Egipto, Babilonia, Grecia, durante la Edad Media, hasta llegar a la era moderna. Sus beneficios han sido observados y comprobados científicamente. Los registros médicos sobre los efectos del ajo han sido consistentes y es utilizado como diurético, ayuda digestiva, antibiótico, antiparasitario, descongestionante, para calmar la tos, despejar las arterias, tratar el asma, resfriados, edema y prevenir el cáncer entre otros usos.

Dada la reconocida importancia como una ayuda fantástica para la salud a lo largo de la historia junto con los hallazgos más recientes, se ha estudiado bastante la química del ajo. Hay literalmente cientos de compuestos que pueden combinarse con el ajo para convertirlo en una de los alimentos más saludables. Los compuestos de sulfuro pueden utilizarse para interferir con los compuestos que ocasionan infecciones virales y bacterianas, cáncer, colesterol, coágulos sanguíneos, etc.

Se pueden hallar referencias sobre el ajo a lo largo de la historia. Sin embargo, fue en 1562 que se llevó a cabo el primer estudio sobre hierbas por William Turner, herborista de la reina Isabel I, que fue publicado bajo el título New Herbal. En 1812, el ajo era utilizado ampliamente por doctores ingleses y puede hallarse en el libro A Botanical Materia Medica de Jonathan Stoke. Este libro enumera una serie de comentarios sobre el ajo hallados en más de cuarenta libros médicos de aquel tiempo. Si el ajo no fuera efectivo, hubiera sido opacado de los registros históricos hace tiempo. En cambio, se ha mantenido presente constantemente a lo largo de la historia humana y médica.

Desde los tiempos de la Revolución Industrial, se empezó a investigar sobre los componentes químicos de las plantas medicinales.

Se descubrió la morfina en la adormidera, la quinina en la corteza de cinchona y la aspirina en los sauces. Es durante estos tiempos que se empezó a investigar más sobre el ajo. Los científicos siempre quisieron descubrir por qué el ajo era tan efectivo y también por qué emana ese olor tan distintivo al cortarse o machacarse. Descubrieron que en la cabeza del ajo se produce un compuesto llamado alicina.

La alicina se genera debido a una reacción enzimática que ocurre cuando el ajo es aplastado o dañado de alguna manera. La enzima aliinasa, almacenada en una parte del ajo, se combina con un compuesto llamado aliina, lo cual produce la alicina, que posee propiedades beneficiosas para la salud. De la alicina puede obtenerse ajoene y alguno de los 70 aceites de ajo que contienen sulfuro, los cuales pueden ayudar nuestra salud de varias formas distintas. Estos compuestos conforman una pequeña fracción, solo desde el .1% al .36% del peso total de una cabeza de ajo. Otros compuestos incluyen agua, carbohidratos, proteína, fibra, vitaminas A, vitaminas B 1, 2 y 3, vitamina C, zinc, calcio, manganeso, germanio, selenio, cobre, hierro y adenosina (un ácido nucleico).

Algunos detalles sobre estos compuestos. La vitamina B1 está adherido a la alicina, lo cual es muy raro en el reino vegetal. La combinación se denomina alitiamina, la cual es extremadamente sencilla de absorber y es utilizada en Japón en suplementos nutricionales. La adenosina es un ácido nucleico, un bloque para la construcción de ADN y ARN, la cual contribuye a los efectos beneficiosos del ajo en la sangre; además, el ajo contiene más de esta sustancia que cualquier otra comida vegetal. El germanio y selenio están presentes en cantidades significativas y son consideradas en la literatura como sustancias anticancerígenas. Los carbohidratos están conformados por al menos 10 azúcares distintos. Uno de estos es el scordinin, es cual es considerado como un potenciador de salud por los japoneses. Estas sustancias con el tiempo se descomponen en una mezcla de polisulfuros que no tienen valor médico o de salud. Esto quiere decir que estos extractos pierden su efecto en unas pocas semanas o meses a menos que se protejan de alguna manera. El ajo fresco trae más beneficios mientras que al hervirse se pierden estos beneficios completamente.

Comer ajo crudo es la mejor manera de obtener los beneficios del ajo, aunque sus efectos en el aliento pueden ocasionar que pierdas algunos amigos y personas cercanas. A algunas personas le puede caer un poco pesado en su digestión al consumir ajo crudo, mientras que a otras les puede salir erupciones cutáneas al manipularlo. El ajo más fresco es el mejor, pero hay que tener en mente que el ajo que se consigue en las tiendas no es fresco. El período de cosecha es de julio a noviembre. Para obtener los mayores beneficios, el ajo debe consumirse en alguna forma de suplemento.

Debes buscar productos de ajo que sean puros, naturales y libre de pesticidas, preferiblemente uno que sea fresco y seco. Esto hace que se preserven mejor los ingredientes activos. La etiqueta del producto debería indicar qué tan seco y fresco se encuentra el ajo en cada cápsula o tableta. También debería indicar cuántas píldoras equivalen a un clavo de ajo; 1-2 clavos es lo normal para la prevención de problemas de circulación, 3 es el mínimo para efectos terapéuticos como el antibacterial. También es esencial que el ajo que utilices posea su olor distintivo; el olor debe notarse al momento de romper una píldora y/o colocarla en agua.

Los beneficios del ajo

Por generaciones, la gente no solo ha utilizado el ajo por sus beneficios medicinales, también ha sido utilizado en tradiciones en las cuales las personas lo frotan en sus cuerpos, lo colocan en los ataúdes junto a los cadáveres, lo utilizan en collares, lo cuelgan en paredes e incluso lo usan en ritos religiosos. Ninguna otra planta ha sido considerada durante tanto tiempo como cura para tantos padecimientos. Es por eso que se considera una maravilla.

El ajo ha sido utilizado medicinalmente por tantos años para tratar mordeduras, tumores, úlceras, picaduras de serpiente, heridas, dolores de cabeza, enfermedades cardiacas, cáncer, espinillas, sarampión y mucho más. También previene infecciones como el resfriado común y la tos debido a su propiedad antibacterial, antihongos, y antiviral.

Como dice el famoso proverbio,

"Una manzana al día, al médico alejaría".

Del mismo modo se puede decir que,

"Una cabeza de ajo al día, la enfermedad alejaría".

Posee efecto antioxidante, el cual es bueno para la piel. También contiene flavonoides, los cuales son buenos para el corazón y el cuerpo.

La alicina, el cual es un líquido aceitoso y oloroso que le da al clavo de ajo su olor característico, es un agente antibacterial debido a su sulfuro activo.

Debido a que el ajo crudo es tan oloroso, puedes agregarlo a tus salsas, aderezos de ensaladas, sopa, pizzas o simplemente servirlo a tu estilo.

Consejos:

El ajo es simplemente magnífico. Te contaré sobre algunos de los remedios caseros básicos y confiables para tratar ciertos padecimientos.

Si tienes resfriado o gripe, puedes ingerir pequeñas cantidades de ajo cada día hasta que la infección desaparezca. El ajo tiende a reducir la frecuencia con la que surgen los resfriados y gripe sin efectos secundarios. La dosis recomendada serían dos a tres clavos de ajo crudo o cocinado al día.

Todos sufrimos de acné, manchas, y espinillas durante la adolescencia. Si quieres reducir estos padecimientos, consume dos clavos de ajo crudo con agua tibia temprano en la mañana. El ajo funciona como purificador de sangre y limpia tu sistema internamente. No comas chocolates ni comida picante o aceitosa durante este tratamiento y lava tu cara cinco veces al día con agua fría. Bebe mucha agua para remover desechos de la sangre y orina cada vez que sientas que tus riñones están llenos. También puedes aplicar un clavo de ajo cortado suavemente sobre el área afectada si tu piel no es sensible.

Si tienes altos niveles de colesterol, utiliza el ajo en tu comida. Esta es la mejor manera de reducir los niveles de colesterol en pacientes con problemas cardiacos. La ciencia médica moderna señala una razón por la cual el ajo reduce el colesterol: el ajo es un antioxidante comprobado. Esta propiedad le permite prevenir que las LDL (lipoproteínas de baja densidad) se oxiden. De esta manera, la acumulación de colesterol que obstruye las arterias se reduce gracias al ajo.

Si eres muy gordo y quieres perder peso, exprime medio limón en un vaso de agua tibia y bébelo con dos clavos de ajo crudo dos veces al día (en la mañana y en la noche), por tres meses. Evita comidas ricas en carbohidratos y grasas. Ejercítate frecuentemente. Sentirás un gran cambio en tu cuerpo.

Si tienes arrugas y piensas usar crema anti-envejecimiento, sería mejor utilizar tres clavos de ajo regularmente ya que posee efecto antioxidante, que ayuda a proteger al cuerpo de los dañinos "radicales libres". Recuerda, la piel está compuesta de colágeno y pierde su elasticidad año tras año. Por lo tanto, usa ajo y ejercítate frecuentemente y verás resultados positivos.

Si tienes dolor de oídos, coloca dos a tres gotas templadas de aceite de ajo en tus oídos.

Puedes comer ajo para aumentar el peso de tu bebé durante el embarazo. Algunos bebés nacen muy pequeños. Comer ajo ayuda a que nazcan con un peso más adecuado.

Utiliza dos ajos crudos al día para reducir el riesgo de cáncer gracias a sus propiedades anticancerígenas. Ayuda a prevenir que los compuestos cancerígenos se formen y desarrollen tumores. También ayuda a impedir el crecimiento de los tumores.

Si te pica un insecto en la playa, simplemente machaca un ajo y restriégatelo en el área infectada para reducir el dolor y remover el veneno.

Cómo consumir el ajo:

Tritura dos o tres clavos de ajo crudo y cómetelo crudo o hervido antes de dormir. Puedes acompañarlo con un vaso de leche o agua. Por favor, no ingieras más de dos o tres clavos de ajo al día ya que puede descoagular mucho tu sangre y ocasionar dolencias graves.

Contraindicaciones/precauciones:

* No consumas más de tres a cuatro clavos de ajo al día.

* Los pacientes con problemas del corazón u otros problemas relacionas deben consultar a su médico antes de consumirlo.

* Es mejor evitar el ajo antes de cualquier cirugía ya que puede alterar otros anticoagulantes.

* Si estás recibiendo algún otro tratamiento, siempre consulta a tu médico antes de consumir ajo.

- Los pacientes asmáticos no deberían consumirlo ya que puede empeorar los síntomas de asma.

- Si tienes piel sensible, no recomiendo restregarlo sobre áreas afectadas. ¡El ajo crudo puede irritar la piel delicada! No lo apliques directamente si tu piel es sensible o susceptible a salpullidos u otras reacciones sin consultar a tu médico primero. Las personas que sean alérgicas a cualquiera de los componentes sulfúricos del ajo tampoco deberían aplicarlo directamente.

Efectos secundarios:

A pesar de que es un antibiótico natural, algunas personas han demostrado ser hipersensibles al ajo. Los síntomas de reacción alérgica al ajo incluyen erupciones cutáneas, aumento de temperatura corporal y dolores de cabeza. La intolerancia al ajo puede resultar en acidez y flatulencias.

Tenga en cuenta:

- Es importante recordar que los efectos del ajo para tratar resfriados o gripe son gracias a la alicina, que se obtiene al machacar el ajo crudo. Si se cocina mucho el ajo, se puede perder este compuesto.

- Los clavos de ajo cocidos tienen muy poco valor medicinal.

- El ajo con un olor muy fuerte indica que tiene mayor cantidad de sulfuro, lo cual es bueno para usos medicinales.

Hechos sobre el ajo

- Ayuda a aumentar nuestro metabolismo. Por lo que nos ayuda a perder peso fácilmente.

- Ayuda a reducir la acumulación de placa de ateroma en las arterias.

- Ayuda a regular la glicemia.

- Ayuda a prevenir la formación de coágulos, reduciendo la posibilidad de sufrir infartos.

- Ayuda a prevenir el cáncer, especialmente en el sistema digestivo. Previene que ciertos tumores crezcan más y reduce el tamaño en otros.

- Ayuda a remover metales pesados como el plomo y mercurio del cuerpo.

- El ajo crudo es un antibiótico natural comprobado y, aunque menos fuerte que los antibióticos modernos, puede matar ciertas bacterias que se han inmunizado o son resistentes a los antibióticos modernos.

- El ajo reduce drásticamente las infecciones de levadura.

- Ayuda a nuestro sistema inmune a volverse más resistente contra el cáncer, úlceras, hemorroides, etc.

CAPÍTULO TRES: El poder del ajo

El ajo ha estado muy presente en las noticias últimamente. Este pequeño vegetal que es un familiar cercano a las cebollas, cebolletas, cebollinos y chalotas es más que una simple maravilla culinaria.

El poder curativo del ajo tiene una larga tradición histórica. El ajo ha sido cultivado por al menos 5.000 años. Los antiguos egipcios lo comían y usaban como medicina. Los romanos usaban ajo para tratar el asma, calmar la tos y expulsar parásitos intestinales. Los antiguos médicos chinos lo utilizaban para curar fiebres y eliminar parásitos en el intestino y tratar la disentería.

A lo largo de los siglos, herboristas de muchos países han usado el ajo como antibacterial, antihongos, antioxidante, antiinflamatorio y estimulante del sistema inmune.

A mediados del siglo diecinueve, el científico Louis Pasteur se dio cuenta de las propiedades antibióticas del ajo cuando colocó un trozo en un plato de petri que contenía bacterias y viendo cómo éstas eran eliminadas rápidamente. La evidencia científica que respalda el rol del ajo como una potente medicina botánica se ha acumulado desde entonces.

El ajo fresco utilizado como comida y medicina, posee una historia que data desde por lo menos hace 5000 años. Es rico en antioxidantes que previenen padecimientos de corazón, cáncer y envejecimiento. Es barato, seguro y fácil de encontrar durante cualquier momento del año. Para aquellos cocineros más ocupados, el polvo de ajo, aderezos de ajo para ensalada y la salsa picante de ajo pueden comprarse fácilmente en línea.

El ajo tiene propiedades antibióticas y antiinflamatorias. Mejora la digestión y elimina gusanos. Las propiedades antivirales del ajo pueden tratar la amigdalitis. Prepare el ajo machacado o picado por lo menos diez minutos antes de consumirlo para preservar las propiedades que sirven para combatir enfermedades. Usar la cabeza de ajo entero al cocinar hace que pierda algunas de estas propiedades. ¿Tienes dificultades para comer ajo crudo? El ajo puede incluirse fácilmente en tus comidas.

Algunos de los usos más comunes que se le dan al ajo son:

1. Mezclar el jugo del ajo con miel para prevenir úlceras estomacales y tos.

2. Comer clavos de ajo previene la infección de tenia.

3. Se dice que comer ajo crudo ayuda al sistema inmune a prevenir enfermedades.

Investigaciones modernas sobre el ajo

Durante los últimos cincuenta años, la investigación médica ha documentado que el consumo de ajo reduce el colesterol y los triglicéridos en la sangre y aumenta la cantidad de lipoproteínas (colesterol bueno).

El ajo tiende a disminuir la presión sanguínea. Algunos estudios incluso afirman que el ajo puede ayudar a prevenir el cáncer y la diabetes. Sin embargo, un estudio más reciente basado en una revisión exhaustiva de la literatura médica, analizó el valor medicinal potencial del ajo y concluyó que aquellos que abogan a favor de esta hierba han exagerado su efectividad real. El reporte de la Agencia de Investigación de Salud y Calidad pide que se lleven a cabo más investigaciones que midan los beneficios del consumo de ajo a corto plazo frente a los de largo plazo.

CAPÍTULO CUATRO: El ajo para reducir el ritmo de envejecimiento

¿Es bueno el ajo para reducir el ritmo de envejecimiento? ¡Definitivamente! Una dieta que contenga mucho ajo, sobre todo crudo, puede ayudar mucho para prevenir que aparezcan arrugas de manera prematura. Las propiedades que ayudan a evitar que aparezcan arrugas están asociadas principalmente a la alicina, un compuesto natural que se produce en el ajo cuando éste es machacado o cortado. La alicina es considerada uno de los antioxidantes más poderosos del mundo.

Antioxidantes como la alicina reducen la actividad de radicales libres, que ocasionan arrugas provocadas por la sobredosis de radiación por rayos UV. Cuando tu piel se expone a los rayos UV del sol, tu cuerpo responde al generar enzimas llamadas metaloproteinasas. Algunas de estas enzimas descomponen el tejido conectivo — lo cual puede conllevar a la formación de arrugas — y se sabe que los radicales libres aumentan la producción de metaloproteinasas dañinas.

Además de proveer alicina, el ajo crudo es bueno para evitar arrugas ya que provee muchos minerales antioxidantes como el zinc y selenio. Adicionalmente, el ajo crudo está repleto de vitamina C. Onza por onza, contiene más del doble de vitamina C que los tomates frescos. Aunque la vitamina C es mejor conocida por su capacidad de eliminar los radicales libres que generan arrugas, también previene la formación prematura de arrugas al promover la producción saludable de colágeno. Como beneficio de belleza adicional, la vitamina C puede ayudar a prevenir problemas de pigmentación y condiciones inflamatorias en la piel.

A continuación, se enumeran algunas de las formas en las cuales puedes usar el ajo para obtener una piel limpia y brillante:

1. Tratamiento del acné y espinillas

Como he mencionado, la alicina posee propiedades antihongos que pueden utilizarse para librarse de ese molesto acné que no te deja en paz.

- Simplemente corta un pedazo de ajo crudo y aplícale un poco de presión para que salga el jugo y restriégatelo en el área afectada. Deja que haga efecto por 5 minutos y, al terminar, lávate la cara con agua fría. Notarás que se habrá reducido el enrojecimiento y la hinchazón en el transcurso del día. Esto también ayudará a prevenir que el acné deje marcas sobre la piel.

- Otra técnica simple para librarse del acné es mezclar jugo de ajo de 2-3 clavos con una cantidad similar de vinagre blanco y aplicarlo sobre el área afectada. El vinagre blanco ayuda a mantener los niveles de pH de la piel mientras que el ajo combate la infección.

- c. Para aquellos que no aguanten el dolor que ocasiona el ajo al aplicarse solo: pelar y machacar unos clavos de ajo, agregar media cucharada de miel y dos cucharadas de yogurt. Restregar por toda la cara y lavar luego de 20 minutos. En vez de usar ajo crudo también puedes usar aceite o polvo de ajo, que se pueden conseguir fácilmente en el mercado. Nunca utilices más de 2-3 gotas de aceite de ajo o media cucharilla de polvo de ajo.

- Para eliminar manchas o cicatrices acné, puedes preparar una pasta con 4-5 clavos de ajo crudo pelado y darle un golpe a cado uno con un mazo para que se abran. No los machaques completamente. Calienta 250 ml de agua y, apenas esté hirviendo, agrega el ajo. Hierve el ajo por 30-35 minutos y asegúrate de mantenerlo sumergido en el agua. Al terminar, deja que se enfríe hasta que esté tibio. Luego, usa tu mazo o rodillo para hacer pasta de ajo. Aplica la pasta sobre toda tu cara.

Hervir el ajo asegura que la pasta no tenga un efecto tan fuerte sobre tu piel.

2. Remoción de puntos negros y blancos

Uno de los problemas de piel más comunes son los puntos negros. Su ocurrencia es particularmente alta cuando tienes piel aceitosa.

- Toma 2-3 clavos de ajo y machácalos. Agrega una cucharada de avena, 1-2 gotas de aceite de árbol de té y media cucharada de jugo de limón. Mezcla estos ingredientes con miel para formar una pasta espesa. Esparce una capa fina de esta pasta sobre piel limpia. Deja que haga efecto por 2-3 minutos y exfolia tu cara suavemente luego de enjuagarla con agua caliente. Usa esta máscara tres veces a la semana para reducir notablemente los puntos negros.

3. Antienvejecimiento y minimización de poros

Entre los beneficios cosméticos que ofrece el ajo también se encuentra el rejuvenecimiento. Los antioxidantes presentes en el ajo ayudan a reducir la acumulación de radicales libres en la piel, manteniéndola firme y juvenil. También contiene sulfuro, que ayuda a que el cuerpo produzca colágeno, el cual ayuda a evitar las arrugas. El ajo también contiene una gran cantidad de polifenoles que protegen la piel. Simplemente machaca unos clavos de ajo y agrega el jugo a tu mascarilla para mayor efecto y prevenir el envejecimiento prematuro.

- Los poros dilatados son un problema común en la piel que envejece. Para minimizar los poros, haz una pasta al mezclar medio tomate y 3-4 clavos de ajo. Esparce una capa fina de la pasta sobre tu cara. Luego de 20 minutos, lava tu cara con agua tibia y luego sella tus poros al enjuagar con agua fría. El tomate y el ajo poseen cualidades antisépticas que ayudan a desatascar los residuos en la piel, minimizar los poros y estirar la piel.

- Consumir piezas de ajo del tamaño de una píldora cada día también ayuda a proteger la piel de daños ocasionados por radicales libres, oxidación y estresores que generan arrugas.

4. Remoción de estrías

No hay muchas cosas que puedes hacer para prevenir que aparezcan estrías, pero el ajo definitivamente puede ayudarte a removerlas. Se sabe que las estrías se reducen y desaparecen si utilizas ajo.

- El aceite de ajo caliente es uno de los remedios caseros más comunes para este problema. Para que sea efectivo, agrega el jugo de los clavos de ajo machacados en el aceite caliente que uses. Utiliza este aceite regularmente sobre tus estrías y notarás la diferencia en pocas semanas. En vez de usar jugo de ajo, también puedes usar aceite de ajo. Evita agregar más de media cucharada de aceite de ajo.

- También puedes incrementar el consumo de ajo en tu dieta ya que la alicina y el sulfuro ayudan a aumentar la elasticidad de la piel, lo cual previene que aparezcan estrías.

5. Beneficios del ajo para el pelo

El ajo es excelente para el crecimiento del pelo. Ayuda a disminuir su caída, aumenta la regeneración de los folículos, remueve toxinas del cuero cabelludo, mejora la textura del pelo y refuerza las raíces del pelo.

La alicina ayuda a incrementar la circulación de la sangre en el cuero cabelludo, lo cual reduce su caída y estimula el crecimiento del pelo. El ajo también posee propiedades antibacteriales y antihongos que ayudan a eliminar la caspa y picazón. El sulfuro presente en el ajo reduce la caspa y evita que vuelva a aparecer.

- La manera más simple de utilizar el ajo para tratar el pelo es agregar un clavo de ajo a tu champú o acondicionador. Pero asegúrate de no utilizar el champú o acondicionador con ajo más de dos veces al mes, ya que su uso excesivo puede causar sequedad en el cuero cabelludo y pelo. Para eliminar el olor y sensación de estremecimiento que causa el ajo, puedes agregar miel junto con el ajo a tu acondicionador. La miel es un acondicionador natural para tu pelo.

- Para reducir la caída de pelo, remoja unos clavos de ajo en aceite de oliva por una semana. Luego de una semana, usa este aceite para masajear tu cuero cabelludo y déjalo que haga efecto durante la noche. Luego, lava tu pelo como de costumbre. Utiliza este aceite una vez a la semana y notarás una reducción en la caída de pelo.

- Para evitar las canas, calienta un poco de aceite de coco y agrega algunas semillas de pimienta negra y tres clavos de ajo. Cuando se enfríe, aplica este aceite sobre tu pelo. Utiliza este aceite constantemente por unos días para notar la diferencia.

6. Beneficios del ajo para las uñas

Los beneficios del ajo no solamente se limitan a la piel o el pelo. El ajo también puede ayudarte a hacer que tus uñas brillen y se fortalezcan. Como el ajo posee propiedades antibacteriales, también ayuda a prevenir la paroniquia.

* Para librarte de la apariencia amarillenta de las uñas, haz lo siguiente. Golpea un clavo de ajo con un mazo para liberar el jugo y restriega este clavo sobre tus uñas. Repite este proceso dos veces a la semana y tendrás uñas fuertes y duraderas en poco tiempo.

* También puedes agregar unas gotas de aceite o jugo de ajo a tu crema para cutículas o loción para obtener los beneficios que el ajo puede ofrecerle a tus uñas.

7. Ayuda al metabolismo

Otro gran beneficio del ajo es que el sulfuro que contiene funciona con vitaminas B complejas y acelera el metabolismo, lo que conlleva a reducir el peso y tener una apariencia más saludable de piel y pelo. Mezcla el jugo de medio limón con agua tibia y bébelo junto con dos clavos de ajo dos veces al día por 2-3 meses para ver resultados.

CAPÍTULO CINCO: Precauciones

El ajo no es recomendado en todos los casos. Ten en cuenta los siguientes consejos y precauciones antes de consumirlo.

- No le des suplementos de ajo a los niños. Consulta a un médico primero.

- Consulta a tu proveedor de atención médica antes de usarlo, especialmente si eres alérgico.

- No ingieras suplementos de ajo durante el embarazo o lactancia, ya que sus efectos sobre los fetos o bebés lactantes es desconocido.

- El ajo crudo puede tener efectos secundarios: mal aliento, sensación de ardor, acidez, gases, nausea, vómitos, olor corporal y diarrea.

- Puede aumentar o prolongar el riesgo de sangrado. Puede afectar la coagulación y niveles de azúcar de la sangre. Consulta a tu proveedor de atención médica antes de ingerir ajo si presentas trastornos en la coagulación de la sangre o diabetes. Consulta a tu proveedor de atención médica si estás tomando anticoagulantes o estás bajo otros tratamientos.

Conclusión

Por generaciones, las personas han utilizado el ajo no solamente por su valor medicinal sino también de manera tradicional. Las personas han frotado ajo sobre sus cuerpos, lo han enterrado junto con los muertos, lo usado en collares, colgado en muros e incluso usado en ritos religiosos. Este increíble vegetal tiene muchos beneficios, ya que ninguna otra planta ha sido considerada una cura por tanto tiempo y para tantos padecimientos. Es por eso que el ajo es considerado una "Super comida".